BEI GRIN MACHT SICH IHR WISSEN BEZAHLT

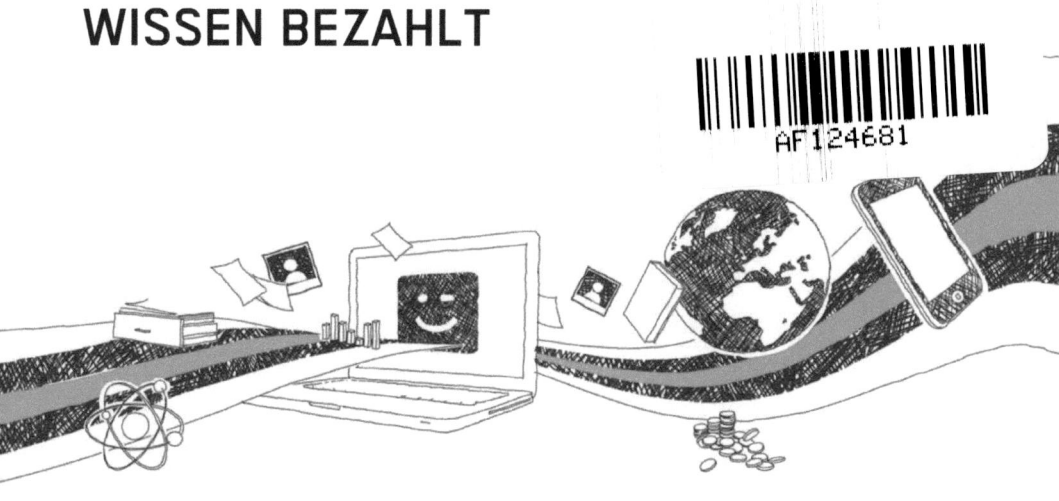

- Wir veröffentlichen Ihre Hausarbeit,
  Bachelor- und Masterarbeit

- Ihr eigenes eBook und Buch -
  weltweit in allen wichtigen Shops

- Verdienen Sie an jedem Verkauf

Jetzt bei www.GRIN.com hochladen und kostenlos publizieren

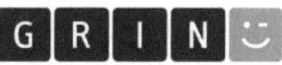

Bibliografische Information der Deutschen Nationalbibliothek:

Die Deutsche Bibliothek verzeichnet diese Publikation in der Deutschen National-
bibliografie; detaillierte bibliografische Daten sind im Internet über http://dnb.d-
nb.de/ abrufbar.

Impressum:

Copyright © 2013 GRIN Verlag, Open Publishing GmbH
Druck und Bindung: Books on Demand GmbH, Norderstedt Germany
ISBN: 9783668240919

Dieses Buch bei GRIN:

http://www.grin.com/de/e-book/324121/erarbeitung-von-formen-sexueller-orien-
tierung-als-grundlage-fuer-planung

Christina Scharmann

Erarbeitung von Formen sexueller Orientierung als Grundlage für Planung und Durchführung eines Projektes mit Hilfe der Lerntheke

Aufklärung für interessierte Schülerinnen und Schüler eines Berufskollegs

GRIN Verlag

GRIN - Your knowledge has value

Der GRIN Verlag publiziert seit 1998 wissenschaftliche Arbeiten von Studenten, Hochschullehrern und anderen Akademikern als eBook und gedrucktes Buch. Die Verlagswebsite www.grin.com ist die ideale Plattform zur Veröffentlichung von Hausarbeiten, Abschlussarbeiten, wissenschaftlichen Aufsätzen, Dissertationen und Fachbüchern.

Besuchen Sie uns im Internet:

http://www.grin.com/

http://www.facebook.com/grincom

http://www.twitter.com/grin_com

Schriftliche Unterrichtsplanung zur ersten unterrichtspraktischen Prüfung im Rahmen der zweiten Staatsprüfung gem. § 11 Ab. 3 OVP/2011 im Fach Gesundheitslehre

Studienreferendarin:	**Christina Scharmann**
Bildungsgang:	Klassen für Schülerinnen und Schüler ohne Berufsausbildungsverhältnis (KSoB) (Anlage A6 APO-BK)
Lerngruppe:	AJO12B/D
Thema des Unterrichtsvorhabens:	Sexualität – Entwicklung und Umsetzung eines Projektes zur Aufklärung für interessierte Schülerinnen und Schüler des ▬▬▬▬ Berufskollegs.
Thema der Unterrichtseinheit:	Erarbeitung von Formen sexueller Orientierung als Grundlage für die verantwortungsbewusste Planung und Durchführung eines Projektes mit Hilfe der Lerntheke.
Datum:	20.02.2013
Uhrzeit:	12:10 – 12:55 Uhr
Raum:	
Unterrichtsfach:	Gesundheitslehre (Ausbildungsunterricht)

Prüfungskommission:
Vorsitzender:
Fremder Seminarausbilderin:
Bekannte Seminarausbilderin:
Weitere Teilnehmerin:

Inhaltsverzeichnis:

1. Diagnostischer Bedingungsrahmen

    1.1 Lernvoraussetzungen...3

    1.2 Lernstand..4

2. Längerfristige Unterrichtszusammenhänge

    2.1 Vorgaben in Richtlinien, Lehrplänen und Didaktischer Jahresplanung......................4

    2.2 Didaktisch-methodische Progressionen innerhalb der Unterrichtsreihe.................5

    2.3 Fachdidaktischer Begründungszusammenhang und
    kompetenzorientierte Unterrichtsperspektiven..7

3. Planung der Unterrichtsstunde

    3.1 Angestrebter Lernzuwachs..9

    3.2 Geplanter Unterrichtsverlauf...10

    3.3 Begründung zentraler didaktischer und methodischer Entscheidungen 12

4. Literatur...14

5. Anlagen..15

1. Diagnostischer Bedingungsrahmen

1.1 Lernvoraussetzungen

Die Lernenden der Klasse AJO12B/D des einjährigen Bildungsganges KSoB (Klassen für Schülerinnen und Schüler ohne Berufsausbildungsverhältnis) werden in dem Fach Gesundheitslehre mit zwei Stunden pro Woche unterrichtet. In die KSoB werden Schülerinnen und Schüler aufgenommen, die ihre Berufsschulpflicht nicht erfüllt haben, keinen Ausbildungsplatz erwerben konnten und einen Hauptschulabschluss nach Klasse 9 anstreben. Der KSoB Bildungsgang dient der Vorbereitung auf die Aufnahme einer Berufsausbildung. Die Klasse hat an einem Tag in der Woche Theorieunterricht und an einem weiteren Tag Praxisunterricht, zum Beispiel Fachpraxis in der Floristik, Körperpflege oder Hauswirtschaft. Zudem befinden sich die Lernenden an drei weiteren Tagen in der Woche im Praktikum.

Aktuell bilden zehn Schülerinnen und Schüler im Alter zwischen 16 und 18 den konstanten Klassensatz. Der Klassenbestand ist von großen Schülerfluktuationen geprägt und ein Großteil der Lernenden weist eine Vielzahl vom Fehlstunden auf. Die Klassen AJO12B und AJO12D werden im Fach Gesundheitslehre gemeinsam unterrichtet.

Die Heterogenität der Klasse zeigt sich mitunter darin, dass die Lernenden über äußerst unterschiedliche Eingangsvoraussetzungen verfügen:

Schulabschluss	Abgangszeugnis ohne Abschluss	Hauptschulabschluss nach Klasse 10	Fachoberschulreife ohne Qualifikation
Anzahl der Lernenden	1	5	4

Gemäß dieser unterschiedlichen Eingangsvoraussetzungen lässt sich das **Leistungsvermögen** der Lernenden wie folgt beschreiben: Die Mehrzahl der Lernenden ist eher leistungsschwach. Andere wiederum zeigen ein leicht stärkeres Leistungsvermögen mit entsprechend besseren kognitiven Fähigkeiten und einer schnelleren Arbeitsweise. Die Arbeit mit ausgedehnten Textinhalten fällt jedoch allen Lernenden schwer. Zudem ist das Konzentrationsvermögen als gering einzustufen: Ich erlebe die Schülerinnen und Schüler allgemein als lebendig aber auch als sehr schnell ablenkbar. Auf Grund dessen ist ein abwechslungsreicher, möglichst schüleraktivierender Unterricht mit klaren Aufgaben-stellungen, der eine kreative und abwechslungsreiche Auseinandersetzung mit Lerninhalten bietet, unabdingbar für einen erfolgreichen Lernprozess dieser Lerngruppe.

Trotz diesen insgesamt eher mäßigen Leistungsvoraussetzungen zeichnet sich die Lerngruppe durch eine gute emotionale Intelligenz aus. Diese wird zum Beispiel darin ersichtlich, dass die Lernenden besonders sensibel auf Stimmungen (insbesondere untereinander) reagieren und auch versuchen, eine Bindung zur Lehrperson aufzubauen (zum Beispiel durch persönliche Gespräche/Fragen/Anmerkungen).

Die **Lernbereitschaft** der Klasse ist gut, da sich die Lernenden nach eigener Aussage „besonders für die Themen interessieren." Hinsichtlich der mündlichen Mitarbeit sind oftmals qualitativ und quantitativ unterschiedlich verwertbare Aussagen zu verzeichnen. Die meisten Lernenden beteiligen sich am Unterricht interessiert, wohingegen zwei Schülerinnen einen sehr in sich gekehrten Eindruck hinterlassen und des Öfteren zur mündlichen Mitarbeit von der LAA[1] aufgefordert werden müssen. Auch die Arbeit mit vielseitigen Methoden sowie mit dem Smartboard weckt ihre Bereitschaft, sich aktiv auf Unterrichtsprozesse einzulassen.

Das **Sozialverhalten** der Klasse zeichnet sich meist durch ein respektvolles Miteinander aus. Bei der Einteilung in Gruppen gibt es jedoch Probleme, da die Lernenden am liebsten immer mit ihren Sitznachbarn in gewohnter Struktur zusammenarbeiten wollen. Da die Klasse von großen Fluktuationen geprägt ist, werden die Lernenden von der LAA meist in gemischte Lernpartnerschaften/Lerngruppen eingeteilt, um auch einen guten, konstanten Klassenzusammenhalt und somit eine angenehme Lernatmosphäre anzustreben.
Ich unterrichte die Klasse im Ausbildungsunterricht bereits seit Mitte des letzten Schulhalbjahres. Es besteht insgesamt ein vertrauensvolles und von gegenseitigem Respekt gekennzeichnetes Lehrer-Schülerverhältnis.

1.2 Lernstand

Der Unterricht ist von Beginn an mit dem Smartboard unterstützt worden, da sich dieses Medium insbesondere für die Zuordnung von Fachbegriffen auf Abbildungen eignet und den Lernenden eine kreative und visuelle Auseinandersetzung mit Unterrichtsinhalten bietet. Im Rahmen der Methodenfestigkeit sind die Lernenden mit kooperativen Lernprozessen vertraut, sie machen ihnen viel Spaß, auch wenn sie sich erst „aufraffen" müssen, wenn sie sich anderen Lernpartnern zuordnen sollen. Neue Methoden müssen ausführlich eingeführt und eingeübt werden. Die Lernenden haben sich zu Beginn der Unterrichtsreihe mit den männlichen und weiblichen inneren sowie äußeren Geschlechtsorganen auseinandergesetzt, primäre, sekundäre und tertiäre Geschlechtsmerkmale herausgedeutet und diese unter den Begriffen der Ästhetik und der Scham gesellschaftlich beleuchtet. Darauf folgend haben sich die Lernenden mit der Beschreibung des weiblichen Zyklus unter Verwendung von Fachbegriffen auseinander gesetzt, sowie die fruchtbaren Tage der Frau bestimmt. In der vorherigen Unterrichtsstunde haben sich die Lernenden mit den Vor- und Nachteilen verschiedener Verhütungsmöglichkeiten beschäftigt und deren Nutzen für ihre persönliche Verwendung abgewogen. Die Auswahl der in der gezeigten Unterrichtsstunde gewählten Formen der sexuellen Orientierung bezieht sich auf die von den Lernenden gesammelten Interessensschwerpunkten. Hier wurde bereits deutlich, dass die Lernenden die sexuellen Orientierungen nicht hinreichend unterscheiden können; so wurde zum Beispiel Heterosexualität mit Homosexualität verwechselt.

---

[1] LAA: Lehramtsanwärterin

2. Längerfristige Unterrichtszusammenhänge

2.1 Vorgaben in Richtlinien, Lehrplänen und Didaktischer Jahresplanung

Für den KSoB Bildungsgang ist die didaktische Jahresplanung an unserer Schule in Arbeit und dient somit nicht als Bezugsgrundlage der unterrichtlichen Planungen. Jedoch orientiert sich der gewählte Themenschwerpunkt an dem Stoffverteilungsplan der Schule. Das Unterrichtsvorhaben lässt sich in den Bereich „Sexualaufklärung" eingliedern. Im Rahmen der berufsfeldspezifischen Zielsetzungen und Schwerpunkten des Lehrplans zur Erprobung für Jugendliche ohne Ausbildungsverhältnis sollen die Jugendlichen im Bereich Sozialwesen und Gesundheit „Ein Leitbild von selbstverantworteter Gesundheit entwickeln, das alle Aspekte des Lebens universell umfasst [...]"[2]. Der Themenschwerpunkt der Unterrichtsreihe ist insofern einzuordnen, als dass die von den Lernenden gewählten Schwerpunkte im Bereich „Umgang mit der eigenen Sexualität" sowohl aufklärende, als auch präventive Funktionen (zum Beispiel Prävention einer ungewollten Schwangerschaft, Umgang mit sexuellen Gewaltakten, Auseinandersetzung mit der eigenen sexuellen Orientierung) beinhalten.

2.2 Didaktisch- methodische Progressionen innerhalb der Unterrichtsreihe

Thema: Sexualität – Entwicklung und Umsetzung eines Projektes zur Aufklärung für interessierte Schülerinnen und Schüler des   Berufskollegs.

Unterrichts-einheit	Handlungsschritte/Lerninhalte	Handlungs-muster Sozialform/ Medien
1. UE 90 Min.	**Einführung der Anforderungssituation.** *Die Lernenden analysieren die Anforderungssituation und planen die weiteren Handlungsschritte, indem Sie Oberthemen erarbeiten und diese mit Hilfe des roten Fadens (unter Einbezug projektorientierter Handlungsschritte) ordnen.* ANALYSIEREN/PLANEN/INFORMIEREN[3]	Anforderungs-situation (Anlage A) *Kartenabfrage* **EA, PA**[4]
2. UE 90 Min.	**Die weiblichen und männlichen Geschlechtsorgane und Geschlechtsmerkmale.** *Die Lernenden erarbeiten Aufbau und Funktion der weiblichen und männlichen (inneren und äußeren) Geschlechtsorgane und unterscheiden primäre, sekundäre und tertiäre Geschlechtsmerkmale unter dem gesellschaftlichen Aspekt der Ästhetik und der Scham.* DURCHFÜHREN/ERARBEITEN	Smartboard *Lerntempo-duett* **PA**

---

[2] Lehrplan NRW: Vorklasse zum Berufsgrundschuljahr (VK-BGJ), Klassen für Schülerinnen und Schüler ohne Berufsausbildungsverhältnis (KSoB), Lehrgänge für Schülerinnen und Schüler aus Migrantenfamilien (Sekundarstufe II – Berufskolleg; Internationale Förderklassen - IFK; Richtlinien und Lehrpläne zur Erprobung, 2001, 11.

[3] Gemäß der Struktur der vollständigen Handlung (vgl. Zentrum für Schulpraktische Lehrerausbildung Hagen: Erstellung der schriftlichen Arbeit gemäß §32 OVP: Vollständige Handlung nach Hoffmann&Krasniewicz, 2012) lässt dich die gezeigte Unterrichtsstunde im Bereich der 3. Phase der Durchführung/Erarbeitung ansiedeln, da sie sich in den Prozess der Reihenplanung als Ganzes (vollständige Handlung) einordnen lässt.

[4] EA: Einzelarbeit, PA: Partnerarbeit, , GA: Gruppenarbeit

3. UE 90 Min.	**Bestimmung des weiblichen Zyklus.** *Die Lernenden kennen den Vorgang des Monatszyklus und sind in der Lage, die fruchtbaren Tage mit Blick auf Prävention von ungewollter Schwangerschaft zu bestimmen.* DURCHFÜHREN/ERARBEITEN	Smartboard *Gruppenpuzzle* **EA,PA,GA**
4. UE 90 Min.	**Verhütung – Welche Möglichkeiten gibt es (für mich)?** *Die Lernenden erarbeiten die Vor- und Nachteile von unterschiedlichen Verhütungsmöglichkeiten mit Blick auf Aids-Prävention und filtern die geeignetsten für sich persönlich heraus.* DURCHFÜHREN/ERARBEITEN	*Lerntheke* **EA,GA**
5. UE UPP 45 Min.	**Formen sexueller Orientierung.** *Die Lernenden kennen die Formen sexueller Orientierung und wenden die Ergebnisse an, indem sie diese den Fallbeispielen zuordnen.* DURCHFÜHREN/ERARBEITEN	*Lerntheke* **EA, PA**
6. UE 90 Min.	**Sich näher kommen…** *Die Lernenden erschließen durch die Fallbeispiele, dass jeder Mensch, unabhängig von seiner sexuellen Orientierung, gleich ist. Sie erkennen die Bedeutung des „sich näher Kommens" als Basis einer Liebesbeziehung.* DURCHFÜHREN/ERARBEITEN	*Fallbeispiele* *Rollenspiel* **PA, GA**
7. UE 90 Min.	**Sexuelle Gewalt und sexueller Missbrauch. Wo möchte ich nicht angefasst werden?** *Die Lernenden sind in der Lage, sexuelle Gewaltvollzüge zu bestimmen und recherchieren nach Hilfsmaßnahmen- und Angeboten in der Hagener Umgebung für Betroffene.* DURCHFÜHREN/ERARBEITEN	*Standbilder* *Internet-recherche* **GA**
8. UE 90 Min.	**Konkrete Planung des Projektes.** *Die Lernenden planen das weitere, zielführende Vorgehen mit Blick auf das anstehende Projekt. Die Themen und Darstellungsformen werden je nach Interessenschwerpunkt der Lernenden gewählt. Erstellung eines Projektplans.* ZWISCHENREFLEXION/KONKRETISIERUNG DER PLANUNG	„Roter Faden" Projektplan (Zeit und Aufgaben) **PA oder GA**
9. UE 90 Min.	**Projekt-Erarbeitungsphase** *Die Lernenden sind in der Lage, innerhalb eines zeitlichen Rahmens ein Projekt zu organisieren und kooperativ zu entwickeln.* DURCHFÜHREN/ERARBEITEN	Materialien zur Projektentwicklung **PA oder GA**
10. UE 90 Min.	**Durchführen des Projektes „Umgang mit der eigenen Sexualität" – Andere aufklären!** *Die Lernenden führen die Informationsveranstaltung unter Anwendung der Handlungsprodukte durch.* ANWENDEN/TRANSFER	Handlungspro-dukte Reflexionsbogen „Projekt" **GA**
11. UE 90 Min.	**Reflexion der Projektarbeit** *Die Lernenden evaluieren die Stärken und Schwächen des Projekt-Prozesses und formulieren Ziele, um ihre Selbstorganisationsfähigkeit zu verbessern.* REFLEXION	Reflexionsbögen

2.3 Fachdidaktischer Begründungszusammenhang und kompetenzorienterte Unterrichtsperspektiven

Ziel der Richtlinien und Lehrpläne zur Erprobung für die Klassen für Schülerinnen und Schüler ohne Berufsausbildungsverhältnis ist „ein Lernkonzept, mit dem sich die Schülerinnen und Schüler möglichst stark identifizieren [...]"[5]. Der motivationale Zugang zu konkreten, lebensnahen Handlungen soll den Lernenden bereits zu Beginn der Unterrichtsreihe durch die Auseinandersetzung mit der Anforderungssituation (Anlage A) ermöglicht werden. Diese, sich an der lebensweltlichen Realität und (möglichen) beruflichen Zukunft der Lernenden orientierende Anforderungssituation, zielt auf die Durchführung eines Projektes zum Thema „Umgang mit der eigenen Sexualität", in dessen Rahmen Interessierte zu bestimmten Themenschwerpunkten von den Lernenden aufgeklärt werden (die Parallelklasse sowie andere Interessierte werden hierzu eingeladen). Hier zeigt sich der konkrete Bezug zur Lebenswirklichkeit[6] der Lernenden, da auch diese sich in einer sexuellen Entwicklungs- und Orientierungsphase[7] befinden und ihr „Expertenwissen" nicht nur für andere zugänglich werden soll, sondern auch Grundlage für das eigene gesundheitsbewusste Verhalten darbietet.

Die aufgeführte Unterrichtsreihe orientiert sich schwerpunktmäßig an den von den Lernenden gesammelten Handlungsschritten, die im Rahmen der Anforderungssituation (siehe Anlage A) bestimmt wurden: Die Lernenden haben zunächst (mittels Kartenabfrage) ihre Assoziationen notiert, sie dann geordnet und schließlich Oberthemen gebildet. Letztere wurden als Handlungsschritte an Hand eines „Roten Fadens" (Anlage B) in der Klasse aufgehängt, damit die Lernenden sich fortwährend orientieren können. Unterhalb der Oberthemen werden nach jeder Unterrichtseinheit die erarbeiteten Schwerpunkte festgehalten (in Form eines Themenspeichers), damit sich die Lernenden die Inhalte zu Beginn der Projekt-Planungsphase noch einmal in Erinnerung rufen und die Projektthemen interessengeleitet auswählen können. Die Basis für die unterrichtlichen Überlegungen bildet das didaktische Prinzip der Handlungsorientierung. Hier „findet Lernen mit konkretem Handlungsbezug statt, da Wissen immer situativ gebunden ist."[8] Der Lehrplan legitimiert diese fachdidaktische Bezugnahme wie folgt: „Lernen in Lernsituationen ist handlungsbezogen und zugleich fachlich fundiert [...]. Es ist für die Jugendlichen damit zusätzlich begründet und zielorientiert."[9]

---

[5] Lehrplan NRW 2001, Richtlinien und Lehrpläne zur Erprobung, 4.
[6] Parallel zum gesamten Unterrichtsvorhaben wurde in der Klasse ein „anonymer Briefkasten" aufgestellt. Hier können die Lernenden anonyme Fragen zu den sehr intimen Thematiken des Unterrichtsvorhabens sammeln. Diese werden am Ende des Unterrichtsvorhabens im Plenum beantwortet.
[7] In der Klasse befinden sich zwei Schülerinnen mit homosexueller Orientierung.
[8] Vgl. Schelten/Riedl: Handlungsorientiertes Lernen. Aktuelle Entwicklungen aus der Lehr-Lern-Forschung und deren Anwendung im Unterricht, München 2006, 16.
[9] Lehrplan NRW: Sekundarstufe II – Berufskolleg; Vorklasse zum Berufsgrundschuljahr (VK-BGJ), Klassen für Schülerinnen und Schüler ohne Berufsausbildungsverhältnis (KSoB), Lehrgänge für Schülerinnen und Schüler aus Migrantenfamilien (Internationale Förderklassen - IFK); Materialien für die Bildungsgänge, 2001, 18.

Wie bereits angedeutet, sollen Anteile eines projektorientierten Unterrichts[10] umgesetzt werden. Ein Projektunterricht, wie er im idealisierten Sinne als eine Form von offenem Unterricht verstanden wird, ist mit Blick auf die Lerngruppe nicht im vollen Maße umsetzbar, da die Schülerinnen und Schüler zum Beispiel nicht in der Lage wären, Unterrichtsinhalte selbst zu beschaffen und Lernarrangements eigenständig zu organisieren. So wird eine schrittweise Durchführung *projektorientierten* Unterrichts mit den Lernenden erstmalig erprobt, dessen Phasen in den Handlungsschritten erkennbar sind (Anlage B). Die fachliche Fundierung geschieht zunächst an Hand der Auseinandersetzung mit den von den Lernenden gewählten Oberthemen. Dies ist eine wichtige Phase projektorientierten Unterrichts, bevor die eigentliche Durchführungsphase des Projektes beginnt:

> „Beim linearen Projektmodell findet das Projekt im Anschluss an verschiedene Lehr- und Lernbemühungen zu einem oder mehreren Themengebieten statt. [...] Wenn der Lehrer sich am linearen Projektmodell orientiert, kann er systematisch auf das erforderliche Fachwissen, erforderliche Lern- und auch Kommunikations-methoden einführen, bevor er sich mit seinen Schülern ans Projekt herantraut"[11].

Das Prinzip des projektorientierten Unterrichts soll darauf zielen, die Beruflichkeit der Lernenden zu erweitern, denn laut Lehrplan kommt „der Bereitschaft und Fähigkeit, einen Beruf zu erlernen und auszuüben, eine Schlüsselfunktion zu. Diese Beruflichkeit ist eine wichtige Grundlage für eine Teilhabe am gesellschaftlichen Leben"[12]. Im Rahmen dessen sollen die Lernenden primär Kompetenzen entwickeln, die eine Eingliederung in das Berufsleben ermöglichen: Die Lernenden erweitern ihre Selbstorganisationsfähigkeit, indem sie Lernprozesse innerhalb eines zeitlich begrenzen Rahmens selbstständig und verantwortungsbewusst durchführen. Um die Lernenden auf die Projektphase vorzubereiten, werden stetig Lernarrangements geboten, in dessen Rahmen sich die Lernenden innerhalb einer zeitlichen Vorgabe selbständig mit den Unterrichtsinhalten auseinandersetzen.

Auch der Kompetenzbereich der Kommunikation ist ein wichtiger Förderaspekt im Rahmen der Beruflichkeit: Der Lehrplan sieht im berufsübergreifenden Kontext hierfür vor, dass „Kommunikationen aufgenommen und gestaltet werden sollen".[13] Die während der Unterrichtsreihe fortwährend angewandten kooperativen Lernangebote führen zu einer sukzessiven Erweiterung der Kommunikationsfähigkeit der Lernenden, da diese schließlich im Rahmen der Präsentation des Projektes angewendet werden soll.

Lerngruppenadäquat werden Maßnahmen des individuellen Lernens auf Basis von diagnostischer Beobachtung der LAA im Unterricht eingesetzt. Dies geschieht maßgeblich durch den Einsatz von Methoden, die den individuellen Lernvoraussetzungen der Lernenden gerecht werden (z.B. Stationenlernen, Lerntheke) sowie durch die Verwendung von Zusatzaufgaben/den Einsatz von Lerntempoduetten, im Rahmen der Berücksichtigung individueller Lerntempi. Zudem wurde ein Reflexionsbogen in das unterrichtliche Geschehen

---

[10] Projektorientierter Unterricht ermöglicht   Binnendifferenzierung und somit individuelles Lernen in besonderem Maße, da die Lernenden aus einem vielfältigen Themenangebot schöpfen und interessengeleitete Inhalte vertiefen können.

[11] Nohl, Florian: Der Projektunterricht: Grundlagen, Materialien, Bewertung, 5. Aufl., AOL Verlag, Buxtehude 2011, 4.

[12] Lehrplan NRW, Richtlinien und Lehrpläne zur Erprobung, 2001, 4.

[13] Vgl. a.a.O., 14.

fest integriert, um eine dauerhafte Reflexion der kompetenzorientierten Lernzuwächse sowie eine Auseinandersetzung mit individuellen Lernzielen zu ermöglichen (siehe Anlage I).

3. Planung der Unterrichtsstunde
3.1 Angestrebter Lernzuwachs
Die Lernenden kennen die Formen sexueller Orientierung und wenden die Ergebnisse an, indem sie diese den Fallbeispielen zuordnen.

Die Lernenden...

...kennen die Formen sexueller Orientierung, indem sie diese in einem selbstständigen Erarbeitungsprozess tabellarisch zuordnen und die Ergebnisse in einem kooperativen Lernprozess miteinander vergleichen.
(Fachkompetenz, Methodenkompetenz)

...erweitern ihre Bereitschaft zum selbstständigen Arbeiten, indem sie innerhalb eines vorgegebenen Zeitrahmens an der Lerntheke eigenständig Aufgabenstellungen bearbeiten.
(Personalkompetenz)

...erweitern ihre Kommunikationsfähigkeit, indem sie in einem kooperativen Lernprozess ihre Ergebnisse vergleichen sowie die Lernangebote der Wahlstationen kooperativ erarbeiten.
(Personalkompetenz, Sozialkompetenz)

3.2 Geplanter Unterrichtsverlauf

Phasen/ Handlungsschritte	Sozial-/ Aktionsformen	Material/ Medien
• Begrüßung (Vorstellen der Gäste) • LAA fragt, was in der letzten Unterrichtsstunde erarbeitet wurde • Lernende geben die Erkenntnisse der letzten Stunde in eigenen Worten wieder	Lehreraktivität Schüleraktivität *Einzelarbeit*	
Planung: • Lernende analysieren mit Blick auf den roten Faden, was heute erlernt werden soll (Sexuelle Orientierungen) • Lernende formulieren Ziel der heutigen Stunde und schreiben es an die Tafel	Schüleraktivität *Einzelarbeit*	- Roter Faden an der Wand (Anlage B) -Tafel: Ziel der Stunde (Anlage C)
Erarbeitung I: • LAA blendet Arbeitsauftrag auf dem Smartboard ein • Lernende lesen Arbeitsauftrag vor • Lernende wiederholen Aufgaben in eigenen Worten • LAA teilt Tabelle aus • Lernende legen dar, was in die Tabelle eingetragen werden soll • LAA startet Smartboard Stoppuhr • Lernende beginnen mit der Erarbeitungsphase an der Lerntheke • Nach der Bearbeitung der Pflichtstationen steht ein Lernender auf und wartet, bis ein anderer Lernender aufgestanden ist • Die Lerntempoduettes besprechen ihre Ergebnisse (eventuell mit Hilfe des Lösungszettels) und erarbeiten die Wahlstationen gemeinsam	Schüleraktivität *Einzelarbeit* *Partnerarbeit* *Lerntempoduette*	- Smartboardfolie: Arbeitsauftrag (Anlage D) - Arbeitsblatt Tabelle (Anlage E) - Arbeitsblätter (Anlage F) - Smartboard: Stoppuhr
Präsentation/Sicherung: • Die Ergebnisse werden bereits in der Tabelle gesichert und in Zweierteams besprochen und gegebenenfalls korrigiert (mit der Lösungstabelle)	Schüleraktivität *Einzelarbeit* *Partnerarbeit*	-Smartboard: Zuordnung der Ergebnisse (Anlage F)

Transfer:		
• LAA blendet Smartboardfolie mit Fallbeispielen ein	Schüleraktivität	- Fallbeispiele (Anlage G)
• Lernende lesen Fallbeispiele und ordnen die Ergebnisse zu	Lehreraktivität	- Smartboard: Zuordnung der Ergebnisse (Anlage H)
• Falls ein Lernender die Wahlstation (Transsexualität) erarbeitet hat, bearbeitet er das Fallbeispiel und erklärt den anderen Lernenden den Begriff	*Einzelarbeit* *Lehrer-Schülergespräch*	
Reflexion:		
• LAA teilt Reflexionsbogen aus	Lehreraktivität	- Reflexionsbogen (Anlage I)
• Lernende führen Reflexion schriftlich durch	Schüleraktivität	
• Lernende besprechen wichtige Aspekte der Reflexion im Plenum	*Einzelarbeit*	
Verabschiedung der Lerngruppe		

3.2 Begründung zentraler didaktischer und methodischer Entscheidungen

Zu Beginn der Stunde werden die Lernenden eine kurze mündlichen Wiedergabe über die Inhalte/Handlungen der vorangegangenen Stunde mit Blick auf den „roten Faden" vornehmen, um den unterrichtlichen Zusammenhang wiederherzustellen. Da die Lernenden Schwierigkeiten haben, umfassenden Abläufen zu folgen, wird auf einen Einstieg verzichtet, damit die Lernenden in ihrer gewohnten Struktur mit Hilfe des roten Fadens weiterarbeiten können.

Die in der gezeigten Unterrichtsstunde angewandte Methode der Lerntheke (Anlage D) bietet sich an, weil hiermit nicht nur individuelles Lernen (Differenzierung der Inhaltswahl sowie des individuellen Lerntempos) erfolgt, sondern auch die Bereitschaft zum selbstständigen Arbeiten gefördert werden kann. Zugleich wird eine Umsetzung kooperativer Lernprozesse angestrebt, welches mit Blick auf das Handlungsprodukt sowie auf die im Lehrplan geforderte Erweiterung der „Beruflichkeit" (Erweiterung der Kommunikationsfähigkeit) seine Berechtigung findet. Während der Erarbeitungsphase können die Lernenden die Zeit verfolgen und sich somit selber kontrollieren, da auf dem Smartboard eine rückwärtslaufende Uhr eingeblendet wird. Da sich die Lernenden in ihrem späteren Berufsleben an Arbeitszeiten halten und in einem vorgegebenen zeitlichen Rahmen Aufgaben bewältigen sollen, ist die Bearbeitungszeit an der Lerntheke begrenzt. Die Kombination der Erarbeitung in Einzel- und Partnerarbeit ist auch dazu dienlich, mehr Abwechslung in das unterrichtliche Geschehen zu bringen, um die Motivation der Lernenden aufrecht zu erhalten (siehe diagnostischer Bedingungsrahmen).

Zu Beginn der Durchführung der Lerntheke werden die wesentlichen Informationen zur Methode „Lerntheke" (Anlage D) vorangeführt. Zwar wurde diese Methode bereits in der vorherigen Unterrichtsstunde angewendet, dennoch kann es auf Grund der hohen Fehlzeiten sein, dass die Methode einigen Lernenden unbekannt ist. Der Arbeitsauftrag „Lerntheke" Bleibt während der gesamten Erarbeitungsphase auf dem Smartboard eingeblendet, damit die Lernenden sich bei Bedarf fortwährend orientieren können.

Auf Grund der unterschiedlichen Lernvoraussetzungen sind die stärkeren Schülerinnen und Schüler meist schneller in der Bearbeitung von Aufgabenstellungen als die schwächeren Lernenden. Nachdem die Lernenden die Pflichtstationen (in Rot gekennzeichnet) in Einzelarbeit bearbeitet haben, stehen sie auf und setzen sich mit derjenigen Person zusammen, die auch aufgestanden ist. Die Lernenden besprechen miteinander ihre Ergebnisse. Dadurch wird nicht nur eine Überprüfung der Inhalte angestrebt, sondern die Unterrichtsinhalte können dadurch vertieft werden. Von diesem Moment an wird der Lernprozess durch Partnerarbeit unterstützt und dementsprechend fortgeführt. Gemeinsam bearbeiten die „Lerntempoduette" die Wahlstationen, falls dies im Rahmen der zeitlichen Vorgabe möglich ist. Die Lösungstabelle wird lediglich als Hilfe zur Kontrolle angeboten, falls die Lernenden nicht weiter kommen sollten.

Der Inhalt der Sachtexte ist vereinfacht dargestellt und somit den Lernvoraussetzungen angepasst. Die Auswahl der Lerntheke ist auf die gängigsten Formen sexueller Orientierungen beschränkt, damit die Lernenden nicht auf Grund einer Überfülle von Informationen irritiert werden.

Die Anwendung der Ergebnisse (unter Einbindung von Fallbeispielen), (Anlage H), soll mit Hilfe des Smartboards umgesetzt werden. Die Arbeit mit dem Smartboard hat in dieser Phase den Vorteil, dass man Ergebnisse kreativ zuordnen kann; diese „spielerische" Arbeitsweise kommt der kreativen Lerngruppe sehr entgegen. Ein zusätzlicher Effekt ist, dass die Arbeit der Lernenden durch diese Art der Anwendung besonders wertgeschätzt wird: Individuelles Lernen soll ermöglichen, „dass ein angestrebter Kompetenzzuwachs mit einer Stabilisierung der Persönlichkeit gekoppelt wird".[14]

Anschließend beginnt die Reflexion der gezeigten Stunde (siehe Anlage I), welche zunächst schriftlich an Hand des Reflexionsbogens erfolgt und dann im Plenum besprochen wird.

---

[14] Lehrplan NRW, Richtlinien und Lehrpläne zur Erprobung, 2001, 3.

4. Literatur

Lehrplan NRW: Sekundarstufe II – Berufskolleg; Vorklasse zum Berufsgrundschuljahr (VK-BGJ), Klassen für Schülerinnen und Schüler ohne Berufsausbildungsverhältnis (KSoB), Lehrgänge für Schülerinnen und Schüler aus Migrantenfamilien (Internationale Förderklassen - IFK); Richtlinien und Lehrpläne zur Erprobung, 2001.

Lehrplan NRW: Sekundarstufe II – Berufskolleg; Vorklasse zum Berufsgrundschuljahr (VK-BGJ), Klassen für Schülerinnen und Schüler ohne Berufsausbildungsverhältnis (KSoB), Lehrgänge für Schülerinnen und Schüler aus Migrantenfamilien (Internationale Förderklassen - IFK); Materialien für die Bildungsgänge, 2001.

Hoffmann/Krasniewicz: Vollständige Handlung in: Zentrum für Schulpraktische Lehrerausbildung Hagen: Erstellung der schriftlichen Arbeit gemäß §32 OVP, 2012.

Nohl, Florian: Der Projektunterricht: Grundlagen, Materialien, Bewertung, 5. Aufl., AOL Verlag, Buxtehude 2011, 4.

Schelten/Riedl: Handlungsorientiertes Lernen. Aktuelle Entwicklungen aus der Lehr-Lern-Forschung und deren Anwendung im Unterricht, München 2006.

Quellen der modifizierten Materialien:
Materialien der BZgA Deutschland: Heterosexuell? Homosexuell?, o.J.
www.gleichklang.de, Stand: 07.02.2013

Bildquelle:
www.kp.tue.bw.schule.de, Stand: 08.02.2013

5. Anlagen
Anlage A

Anforderungssituation

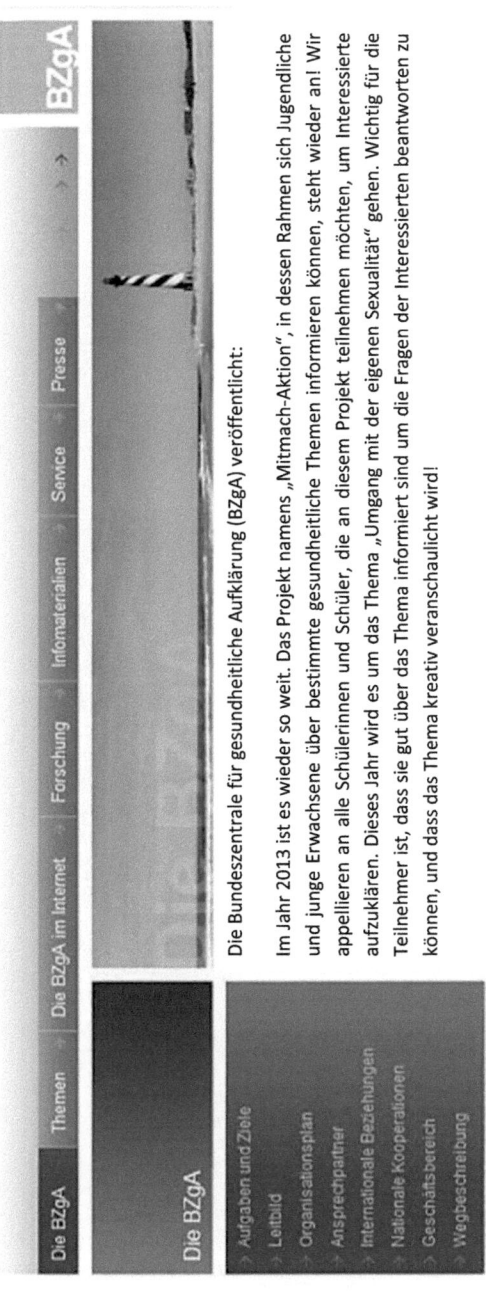

Die Bundeszentrale für gesundheitliche Aufklärung (BZgA) veröffentlicht:

Im Jahr 2013 ist es wieder so weit. Das Projekt namens „Mitmach-Aktion", in dessen Rahmen sich Jugendliche und junge Erwachsene über bestimmte gesundheitliche Themen informieren können, steht wieder an! Wir appellieren an alle Schülerinnen und Schüler, die an diesem Projekt teilnehmen möchten, um Interessierte aufzuklären. Dieses Jahr wird es um das Thema „Umgang mit der eigenen Sexualität" gehen. Wichtig für die Teilnehmer ist, dass sie gut über das Thema informiert sind um die Fragen der Interessierten beantworten zu können, und dass das Thema kreativ veranschaulicht wird!

Anlage B

Handlungsschritte „Roter Faden" (digitalisierte, erweiterte Form, erstellt von der LAA)

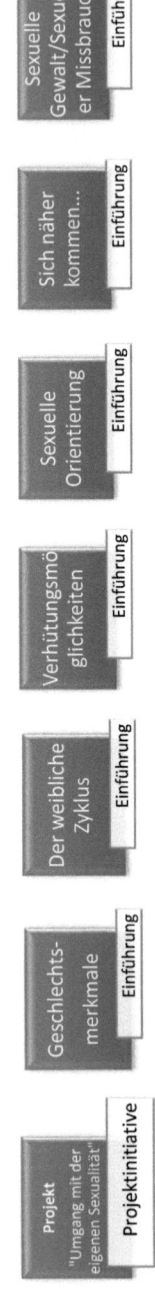

Projekt
"Umgang mit der eigenen Sexualität"

Projektinitiative

Geschlechts-merkmale

Einführung

Der weibliche Zyklus

Einführung

Verhütungsmöglichkeiten

Einführung

Sexuelle Orientierung

Einführung

Sich näher kommen...

Einführung

Sexuelle Gewalt/Sexueller Missbrauch

Einführung

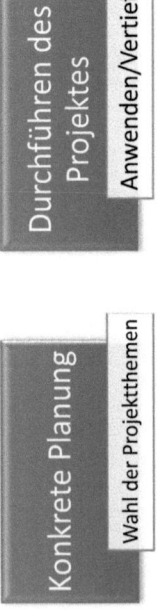

Konkrete Planung

Wahl der Projektthemen

Durchführen des Projektes

Anwenden/Vertiefen

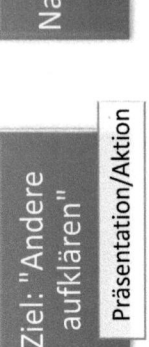

Ziel: "Andere aufklären"

Präsentation/Aktion

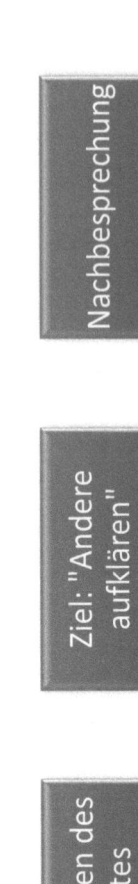

Nachbesprechung

Reflexion, Evaluation, Bewertung

Anlage C   **Zielformulierung an der Tafel**

Erwartungshorizont:
Wissen, welche sexuellen Orientierungen es gibt.

Arbeiten mit der Lerntheke – Welche Regeln sind zu beachten?

- ✓ Sie wählen an der Lerntheke immer nur einen Themenbereich aus und nehmen den Informationstext mit an ihren Arbeitsplatz
- ✓ Die Reihenfolge der Themen können Sie selbst bestimmen

1. Selbstständig lernen mit der Lerntheke

- Sie erarbeiten zuerst **alleine** die 4 Pflichtstationen und vervollständigen Ihre Tabelle mit Hilfe der Informations-texte!

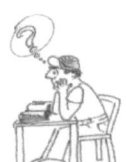

2. Lernen zu zweit mit der Lerntheke

- Nach der Bearbeitung der 4 Pflichtstationen stehen Sie auf und setzen sich mit derjenigen Person zusammen, die auch aufgestanden ist. Besprechen Sie Ihre Ergebnisse der 4 Pflichtstationen **gemeinsam**. Zur Hilfe liegt der Lösungszettel bereit (falls nötig!)

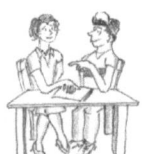

Sie haben insgesamt 20 Minuten Zeit!

Sie haben noch Zeit übrig? Dann können Sie **gemeinsam** die 2 Wahlstationen bearbeiten! Achten Sie auf die Aufgaben auf den Informationstexten!

 **Wichtig: Halten Sie die Zeit ein!**
Sie können dabei auf die Uhr auf dem Smartboard achten☺

Bildquelle: www.kp.tue.bw.schule.de, Stand: 08.02.2013

Anlage E
Fach: GW
Thema: Sexuelle Orientierungen

Tabelle

Klasse: AJO12B/D   Datum:

Begriff	Zu welchem Geschlecht fühlt man sich hingezogen?	Handelt es sich um eine sexuelle Orientierung? Wenn ja, warum? Wenn nein, warum nicht?	Platz für Notizen:
			˅ ˅ ˅
			˅ ˅ ˅
			˅ ˅ ˅

19

Begriff	Zu welchem Geschlecht fühlt man sich hingezogen?	Handelt es sich um eine sexuelle Orientierung? Wenn ja, warum? Wenn nein, warum nicht?	Platz für Notizen:
			❯ ❯ ❯
			❯ ❯ ❯

Anlage E
Fach: Gesundheitslehre
Thema: Sexuelle Orientierungen

Tabelle, Lösung

Klasse: AJO12B/D

Datum:

Begriff	Zu welchem Geschlecht fühlt man sich hingezogen?	Handelt es sich bei dem Begriff um eine sexuelle Orientierung? Wenn ja, warum? Wenn nein, warum nicht?	Platz für Notizen:
Homosexualität	Man fühlt sich zum gleichen Geschlecht hingezogen: Männer fühlen sich zu Männern hingezogen Frauen fühlen sich zu Frauen hingezogen.	Ja, weil man sich mit seinem Fühlen und seinem Begehren zu einem Geschlecht hingezogen fühlt	✓ ✓
Heterosexualität	Man fühlt sich zum anderen Geschlecht hingezogen.	Ja, weil man sich mit seinem Fühlen und seinem Begehren zu einem Geschlecht hingezogen fühlt	✓ ✓ ✓
Bisexualität	Man fühlt sich zum eigenen und zum anderen Geschlecht gleichermaßen hingezogen.	Ja, weil man sich mit seinem Fühlen und seinem Begehren zum einem Geschlecht hingezogen fühlt	✓ ✓ ✓

Begriff	Zu welchem Geschlecht fühlt man sich hingezogen?	Handelt es sich um eine sexuelle Orientierung? Wenn ja, warum? Wenn nein, warum nicht?	Meine Notizen:
Asexualität	Man fühlt sich zu keinem Geschlecht hingezogen.	Ist keine sexuelle Orientierung im engeren Sinne, da asexuelle Menschen kein sexuelles Verlangen haben. Sie fühlen sich somit zu keinem Geschlecht sexuell hingezogen.	✓ ✓ ✓
Transsexualität	Transsexuelle fühlen sich entweder zum gleichen, zum anderen oder zu beiden Geschlechtern hingezogen.	Der Begriff Transsexualität steht nicht für eine sexuelle Orientierung, sondern für eine sexuelle Identität: Das heißt, ein transsexueller Mensch fühlt sich entweder männlich oder weiblich, so wie sich jeder von uns entweder als männlich oder weiblich empfindet. Der Unterschied ist, dass sich das körperliche Geschlecht (biologisches Geschlecht) von dem Empfinden des Geschlechts (sexuelle Identität) unterscheidet. Transsexuelle haben eine bestimmte sexuelle Orientierung (sowohl hetero- als auch bi- oder homosexuell).	✓ ✓ ✓

Anlage F   Arbeitsblätter der Lerntheke (Vorder- und Rückseite) Pflichtstationen

Heterosexualität

Heterosexualität bedeutet, dass sich jemand von einer Person des anderen Geschlechts angezogen fühlt. Für einige Menschen erscheint nur dies als „normal", weil die meisten Menschen heterosexuell sind und weil man es so gewohnt ist. Allerdings gibt es viele unterschiedliche sexuelle Orientierungen, die nicht weniger „normal" sind, nur weil sie seltener vorkommen.

Heterosexualität ist eine sexuelle Orientierung. Unter einer sexuellen Orientierung ist zu verstehen, zu welchem Geschlecht sich jemand mit seinem Fühlen und seinem Begehren hingezogen fühlt. Dies kann, muss aber keineswegs eine lebenslange Neigung sein. Bei heterosexuellen Menschen fühlen sich Männer zu Frauen und Frauen zu Männern hingezogen.

Quelle: Materialien der BZgA Deutschland: Heterosexuell? Homosexuell?, o.J.

Homosexualität

Homosexualität bedeutet, dass sich ein Mensch von einer Person des gleichen Geschlechts angezogen fühlt. Bei Frauen hat sich der Begriff „lesbisch" und bei Männern hat sich der Begriff „schwul" durchgesetzt, um weibliche und männliche Homosexualität zu kennzeichnen. In einer Gesellschaft, in der Heterosexualität als Norm gilt, ist es für Jugendliche dennoch oft schwer, wenn sie merken, dass sie anders empfinden und sexuelles Interesse für gleichgeschlechtliche Partner verspüren. Die Phase des "Coming Out", das heißt der Zeitpunkt, an dem ein Mädchen oder ein Junge offen zu seiner Homosexualität steht, kann von wenigen Monaten bis zu mehreren Jahren dauern. Homosexualität ist eine sexuelle Orientierung. Unter einer sexuellen Orientierung ist zu verstehen, zu welchem Geschlecht sich jemand mit seinem Fühlen und seinem Begehren hingezogen fühlt. Dies kann, muss aber keineswegs eine lebenslange Neigung sein.

Quelle: Materialien der BZgA Deutschland: Heterosexuell? Homosexuell?, o.J.

Bisexualität

Bisexualität bedeutet, dass sich jemand auf gleicher Weise von Personen beiderlei Geschlechts angezogen fühlt. So kann es zum Beispiel sein, dass sich eine Frau sowohl zu Frauen als auch gleichzeitig zu Männern hingezogen fühlt. Umgangssprachlich ist auch von „Bi" die Rede.

Bisexualität ist eine sexuelle Orientierung. Sexuelle Orientierung bedeutet, zu welchem Geschlecht sich jemand mit seinem Fühlen und Begehren hingezogen fühlt. Dies kann, muss aber keineswegs eine lebenslange Neigung sein.

Quelle: Materialien der BZgA Deutschland: Heterosexuell? Homosexuell?, o.J.

28

Asexualität

Für einen Menschen, der eine sexuelle Orientierung hat, ist es kaum vorstellbar, sein ganzes Leben lang keine Sexualität ausleben zu wollen. **Asexuelle** Menschen sind auch ohne sexuelle Kontakte glücklich, denn sie haben von Natur aus kein Verlangen nach Sexualität. Nicht auszuschließen ist, dass asexuelle Menschen durchaus das Verlangen haben, freundschaftliche Beziehungen zu führen und Nähe zu anderen Menschen zu suchen! Asexualität ist keine sexuelle Orientierung im engeren Sinne, denn eine sexuelle Orientierung bezieht sich immer darauf, ob sexuelle Wünsche und Bedürfnisse vorhanden sind.

Quelle: www.gleichklang.de, Stand: 07.02.2013

Anlage F

Arbeitsblätter der Wahlstation

Transsexualität

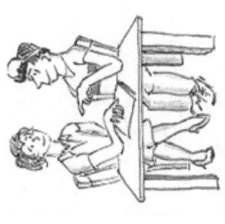

Aufgaben:

1. Lesen Sie den Text zunächst alleine.
2. Tauschen Sie sich mit ihrem Partner über die Inhalte aus und tragen Sie die Ergebnisse *gemeinsam* in ihre Tabelle ein! Vergleichen Sie die Ergebnisse (falls nötig) mit der Lösung, die Sie an der Lerntheke bekommen!

Transssexualität bedeutet, dass jemand sich nicht seinem biologischen Geschlecht (mit dem er/sie geboren wurde) zugehörig fühlt, sondern sich dem Geschlecht zugehörig empfindet, mit dem es nicht geboren wurde, z.B. eine Person, die mit männlichen Geschlechtsmerkmalen geboren wird, sich aber als Frau empfindet. Oftmals leiden diese Menschen darunter, dass sie im „falschen Körper" geboren wurden und lassen operative und hormonelle Eingriffe über sich ergehen.

Über die Sexualität transsexueller Menschen lassen sich keine verallgemeinernde Aussagen machen. Transsexuelle Menschen können sowohl hetero-, homo-, als auch bisexuell sein. Der Begriff Transsexualität meint jedoch keine spezielle sexuelle Orientierung: Deshalb versteht man unter der Bezeichnung Transsexualität eine Form der sexuellen Identität.

Quelle: Vgl. www.bzga.de, Stand: 03.02.13

Wortsuchrätsel 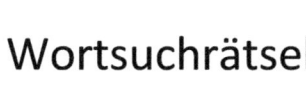 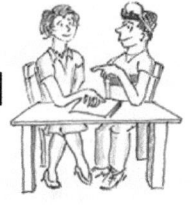 für 2!

Aufgabe: Finden Sie gemeinsam die gesuchten Wörter und kreisen Sie diese ein! Ein Beispiel ist in Rot vorgegeben. Unterstützen Sie sich gegenseitig bei der Suche! Die Lösung bekommen Sie an der Lerntheke!

L	S	T	B	F	V	G	E	E	B	T	M	A	T	G
K	Y	M	R	A	T	L	U	Q	D	Ä	M	Ä	L	E
M	H	O	V	A	S	A	H	B	O	T	T	H	E	H
X	L	J	X	C	P	C	U	Z	O	I	T	D	S	B
A	G	B	H	H	U	W	G	X	L	L	M	J	B	F
C	S	W	E	X	F	J	N	A	J	A	L	Y	I	K
G	U	E	I	Z	N	Q	U	K	L	U	E	O	S	G
L	D	M	X	R	X	X	R	W	Y	X	D	B	C	N
U	M	L	I	U	E	M	B	A	E	E	Q	X	H	D
E	Y	M	Y	S	A	G	M	N	W	S	H	X	Y	W
A	A	C	O	H	M	L	Q	I	O	S	V	P	W	U
W	H	M	P	V	P	X	I	L	H	N	I	P	Z	E
L	O	H	B	M	E	H	V	T	F	A	X	N	D	O
H	L	Q	W	G	R	Z	W	M	Ä	R	O	X	V	S
B	B	I	S	E	X	U	A	L	I	T	Ä	T	K	Q

Lösungszettel….Gemeinsam alles richtig gemacht?

```
+  +  +  +  +  +  +  +  +  +  T  +  +  T  +
+  +  +  +  +  +  +  +  +  +  Ä  +  Ä  L  +
+  +  +  +  +  S  +  +  +  +  T  T  +  E  +
+  +  +  +  C  +  +  +  +  +  I  +  +  S  +
A  +  +  H  +  +  +  +  +  L  L  +  +  B  +
+  S  W  +  +  +  +  +  A  +  A  +  +  I  +
+  U  E  +  +  +  +  U  +  +  U  +  +  S  +
L  +  +  X  +  +  X  +  +  +  X  +  +  C  +
+  +  +  +  U  E  +  +  +  +  E  +  +  H  +
+  +  +  +  S  A  +  +  +  +  S  +  +  +  +
+  +  +  O  +  +  L  +  +  +  S  +  +  +  +
+  +  M  +  +  +  +  I  +  +  N  +  +  +  +
+  O  +  +  +  +  +  +  T  +  A  +  +  +  +
H  +  +  +  +  +  +  +  Ä  R  +  +  +  +
+  B  I  S  E  X  U  A  L  I  T  Ä  T  +  +
```

Elfriede und Katharina: Die 47 jährige Elfriede hat schon in der Hauptschule gemerkt, dass sie „anders" ist als ihre Mitschülerinnen. Diese haben ständig Jungs hinterhergeschaut, Elfriede hat sich jedoch nie für Jungs interessiert. Mit 25 hat sie dann ihre große Liebe Katharina kennengelernt...trotz aller Widerstände ihrer Eltern sind sie bis heute ein Paar...

Sabrina und Tom: Sabrina und Tom haben sich schon in der Realschule kennen und lieben gelernt. Nun sind sie bereits seit 7 Jahren ein Paar und wollen bald in die erste gemeinsame Wohnung ziehen, heiraten und vor allem Kinder bekommen...

Nadine steht vor einer schwierigen Entscheidung: Sie ist seit drei Jahren mit ihrem Freund Manuel zusammen und liebt ihn sehr. Seit einiger Zeit fühlt sie sich jedoch auch zu ihrer besten Freundin Dörte hingezogen. Sie kann sich nicht entscheiden, da ihre Gefühle für die beiden gleich stark sind...

Dieter, 59 Jahre alt, hat seitdem er denken kann noch nie eine Freundin gehabt. Alle anderen Männer reden ständig über Sex und Frauen. Dieter hat sich noch nie dafür interessiert, ist aber trotzdem glücklich...

Luise hieß früher Werner. Schon als Kind (damals noch ein Junge) war sie fasziniert von schönen Kleidern. Fußball hat sie nie interessiert! Dies hat sich in ihrem ganzen Leben nie geändert, bis sie mit 45 Jahren beschloss, auch körperlich zu einer Luise zu werden. Für die Ehefrau war es zunächst ein Schock, aber die Kraft der Liebe hat sie bis heute zusammen gehalten...

Anlage H

Zuordnung der Ergebnisse auf dem Smartboard

Elfriede und Katharina: Die 47 jährige Elfriede hat schon in der Hauptschule gemerkt, dass sie „anders" ist als ihre Mitschülerinnen. Diese haben ständig Jungs hinterhergeschaut, Elfriede hat sich jedoch nie für Jungs interessiert. Mit 25 hat sie dann ihre große Liebe Katharina kennengelernt…trotz aller Widerstände ihrer Eltern sind sie bis heute ein Paar…

Sabrina und Tom: Sabrina und Tom haben sich schon in der Realschule kennen und lieben gelernt. Nun sind sie bereits seit 7 Jahren ein Paar und wollen bald in die erste gemeinsame Wohnung ziehen, heiraten und vor allem Kinder bekommen…

Nadine steht vor einer schwierigen Entscheidung: Sie ist seit drei Jahren mit ihrem Freund Manuel zusammen und liebt ihn sehr. Seit einiger Zeit fühlt sie sich jedoch auch zu ihrer besten Freundin Dörte hingezogen. Sie kann sich nicht entscheiden, da ihre Gefühle für die beiden gleich stark sind…

Dieter, 59 Jahre alt, hat seitdem er denken kann noch nie eine Freundin gehabt. Alle anderen Männer reden ständig über Sex und Frauen. Dieter hat sich nie dafür interessiert, ist aber trotzdem glücklich…

Luise hieß früher Werner. Schon als Kind (damals noch ein Junge) war sie fasziniert von schönen Kleidern. Fußball hat sie nie interessiert! Dies hat sich in ihrem ganzen Leben nie geändert, bis sie mit 45 Jahren beschloss, auch körperlich zu einer Luise zu werden. Für die Ehefrau war es zunächst ein Schock, aber die Kraft der Liebe hat sie bis heute zusammen gehalten…

Transsexualität

Asexualität

Heterosexualität

Homosexualität

Bisexualität

Anlage I
Fach: Gesundheitslehre
Thema: Sexuelle Orientierungen

Reflexion

Klasse: AJO12B/D

Datum:

Reflexionsbogen
von:_____

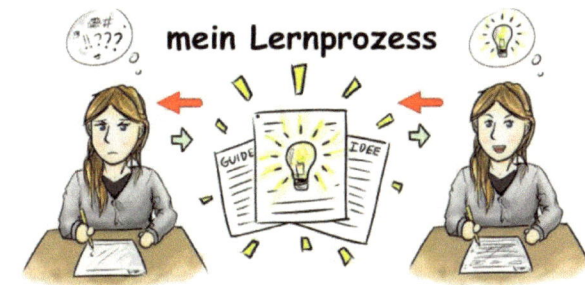

Selbstständig arbeiten
fällt mir leicht/schwer,
weil...

_____
_____
_____

Mit anderen zusammen arbeiten fällt mir leicht/schwer, weil...

_____
_____
_____

Daran muss ich noch arbeiten/Meine Ziele...

_____
_____
_____

Wie nahe sind Sie dem heutigen Ziel gekommen?
Machen Sie ein Kreuz in der Zielscheibe!

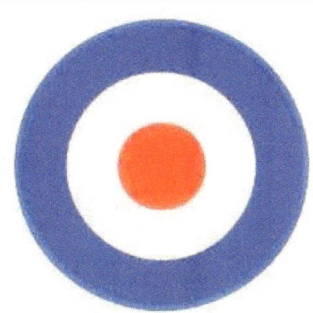

██████ = Ich bin noch ziemlich weit weg

☐ = Ich habe das Ziel fast erreicht

██████ = Ich habe das Ziel voll erreicht

Wie effektiv war die Arbeitsweise um das Ziel zu erreichen? Bitte kreuzen Sie an:

○ sehr hilfreich   ○ hilfreich   ○ geht so   ○ wenig hilfreich   ○ gar nicht hilfreich

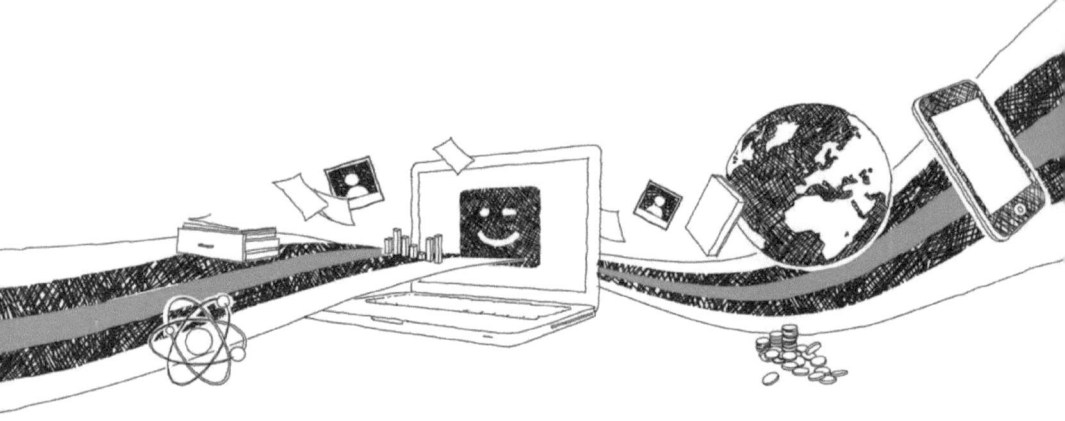
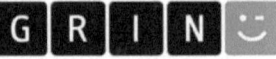